DU TRAITEMENT

DE LA PIERRE

DE LA GRAVELLE

DE LA GOUTTE, DU DIABÈTE, ETC.

Au moyen de nouveaux dissolvants de l'acide urique,
hexaborates alcalins, rubidine, triméthylamine, codéine, etc.

PAR

le Dr Jules GOUX

Mieux vaudrait prévenir que guérir,
conserver que couper, resoudre qu'inciser
et *dissoudre que tailler*.

PARIS

CHEZ L'AUTEUR

15, RUE D'ENGHIEN, 15

—

1875

DU TRAITEMENT

DE LA PIERRE

DE LA GRAVELLE

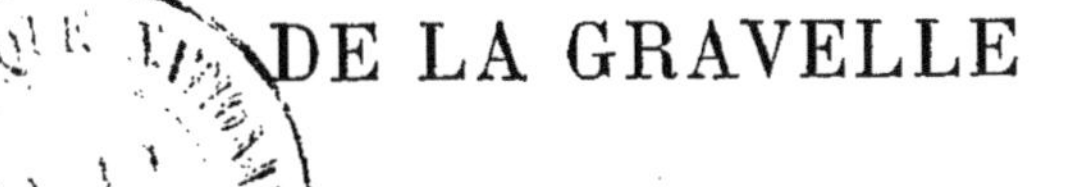

DE LA GOUTTE, DU DIABÈTE, ETC.

Au moyen de nouveaux dissolvants de l'acide urique,
hexaborates alcalins, rubidine, triméthylamine, codéine, etc.

PAR

le Dr Jules GOUX

Mieux vaudrait prévenir que guérir,
conserver que couper, resoudre qu'inciser
et *dissoudre que tailler.*

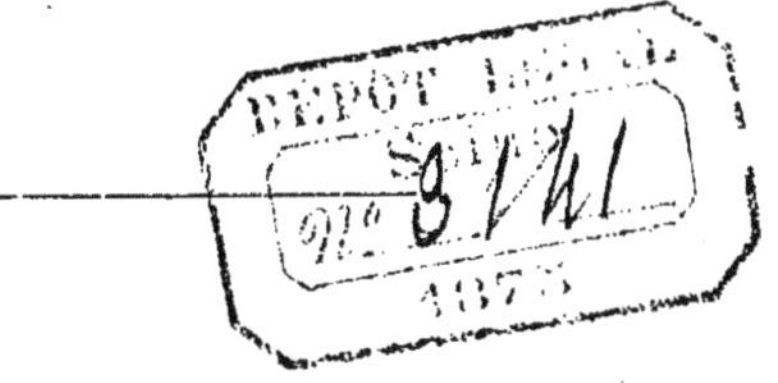

PARIS

CHEZ L'AUTEUR

15, RUE D'ENGHIEN, 15

—

1875

Paris. — IMPRIMERIE DE LA PUBLICITÉ (Labadie fils ainé),
18, RUE D'ENGHIEN, 18.

DU TRAITEMENT DE LA PIERRE

DE LA GRAVELLE, DE LA GOUTTE, DU DIABÈTE, ETC.

au moyen de nouveaux dissolvants de l'acide urique

I

L'acide urique est un des corps organiques le plus difficilement solubles qu'on puisse citer ; c'est lui qu'on voit se concréter fréquemment dans les articulations, les reins et la vessie, soit seul, soit uni à des bases qui le transforment en sel acide, et occasionner la goutte, la gravelle, les calculs uriques ; c'est lui dont la présence en excès dans le sang altère la composition de ce liquide, et peut donner lieu, soit au diabète, comme le prétend, avec raison, selon nous, MARCHAL (de Calvi), soit à l'albuminurie, comme l'a démontré Félix ROUBAUD, soit à une grande classe de maladies de peau, comme le prétend M. G. SUARD ; c'est lui encore qui, se portant tantôt sur les muscles, tantôt sur les appareils respiratoire et digestif, donne le rhumathisme goutteux, l'asthme goutteux ou la dyspepsie goutteuse.

L'acide urique, voilà donc un ennemi qu'il faut combattre, soit en prévenant sa formation en excès dans l'organisme, soit, quand on n'a pu éviter son agglomération dans le réservoir vésical, en facilitant sa sortie par les voies naturelles au moyen d'un broiement mécanique, ou en pratiquant des issues nouvelles avec le lithotome et le bistouri.

Mais les différentes tailles, la lithotritie simple et la lithotritie périnéale, ne sont pas des moyens si doux ni si exempts de danger, qu'il ne puisse souvent y avoir utilité à se servir de cet autre moyen, la dissolution, applicable aussi bien contre la pierre urique en particulier, que contre la diathèse urique en général.

Autrefois, bien des esprits ont été préoccupés du beau rêve d'arriver à la dissolution rapide, sûre et complète des calculs ; ce rêve, LEROY d'ÉTIOLLES père avait travaillé pour sa part à le réaliser ; il venait même d'inventer son *lithoprione,* instrument qui avait pour objet d'enfermer la pierre dans une poche imperméable, et de l'y attaquer par des dissolvants énergiques, sans léser les parois vésicales, quand bientôt le lithoprione s'est transformé dans sa main en *lithotriteur.*

Depuis lors, l'attention des chirurgiens ayant suivi un autre cours, nous ne constatons pas que la question des dissolvants des calculs uriques ait beaucoup progressé.

En réalité, et c'est un fait bien digne de remarque, les remèdes lithontriptiques proposés jusqu'ici par les savants, la lithine à part, ne diffèrent en rien des remèdes empiriques ou secrets dont les plus anciens se perdent dans la nuit des temps, et qui se sont succédé depuis et avant les cendres d'escargots brûlés, préconisés par PLINE, jusqu'à la fameuse recette de Mme STEVENS, en 1739, et les drogues qui se transmettent encore de nos jours de père en fils, comme héritages de famille. C'est toujours la soude, la chaux et la potasse qui font les frais de la médication ; les savants ont accommodé ces substances à une autre sauce : voilà toute la différence.

Les alcalins, tels sont en résumé les seuls dissolvants connus de l'acide urique, et peut-être les seuls qu'on puisse découvrir jamais. Je ne parle que pour mention de l'emploi de l'électricité pour arriver à la destruction ou faciliter la dissolution de la pierre, les expériences sur ce mode de traitement ayant été jusqu'ici rares et peu concluantes.

Mais, si nous réduisons pour le moment la question de la dissolution de l'acide urique à l'étude des alcalins, le champ de l'expérimentation nous apparaît vaste encore, et très-incomplétement exploré.

D'abord, il est notoire que les différents alcalins sont loin d'avoir un égal pouvoir lithontriptique; ainsi, la soude est un déplorable dissolvant, et nous ne nous rendons pas aisément compte pourquoi les eaux de Vichy, de Vals ou autres analogues jouissent d'une réputation si grande, tandis qu'une eau minérale artificielle, habilement formulée, serait un remède bien autrement efficace. Très-supérieur à celui de la soude est le pouvoir de la potasse; la potasse elle-même ne saurait lutter avec avantage contre la lithine; mais j'ai à opposer à cette dernière substance un digne concurrent, la rubidine, ou plus exactement l'oxyde de rubidium.

Suffit-il en réalité d'établir une échelle aussi grossière du pouvoir dissolvant des alcalins? car il faut avouer qu'on n'est guère allé plus loin jusqu'ici. Il serait utile pourtant d'établir mathématiquement les pouvoirs relatifs des divers dissolvants de l'acide urique. Voilà une lacune dans la science qui doit être signalée.

Quand nous parlons des alcalins, il est bien entendu que nous ne comprenons pas seulement sous cette dénomination les oxydes du sodium, du potassium, du lithium, du rubidium ou du césium. Il n'y aurait aucun avantage à employer ces bases mêmes qui désorganiseraient les muqueuses plus vite qu'elles ne dissoudraient l'acide urique; il s'agit bien plutôt de certains sels de ces bases, qui jouissent comme les bases elles-mêmes, bien qu'avec une énergie moindre, du privilége de dissoudre l'acide urique; tels sont les carbonates et les bicarbonates; tels sont aussi les sels qui se transforment dans l'organisme en carbonates, comme les citrates, les malates, les tartrates; tels sont encore les benzoates, préconisés récemment en vertu d'idées théoriques

que l'expérience n'est point parvenue à confirmer encore.
On sait que l'acide benzoïque se transforme en partie dans
le sang en acide hippurique, corps très-soluble, par un
emprunt d'azote fait sans doute à l'organisme.

Or, pensait-on, c'est au détriment de la genèse de l'acide
urique que se fait cet emprunt d'azote; mais si cette théorie
était vraie, comment n'aurait-on pas pu prouver déjà que
l'acide urique diminue dans l'urine par l'ingestion d'acide
benzoïque ? *Quod erat demonstrandum...* KELLER a au contraire observé que les urines chargées d'acide hippurique,
par ingestion d'acide benzoïque, n'en contenaient pas moins
leurs proportions habituelles d'urée et d'acide urique.

Parmi tous ces sels, il s'agirait de faire un choix, et de
prouver l'excellence de ce choix par raisons démonstra-
tives. Je dirai plus loin les motifs qui me font donner la
préférence aux borates alcalins, et en particulier à des sels
mal connus encore, et que des analyses faites avec soin
m'ont montré être des hexaborates.

Il faut distinguer enfin dans la méthode de dissolution
deux procédés bien différents, qui peuvent à la vérité se
corroborer l'un l'autre : on peut en effet faire prendre les
alcalins par la bouche, ou avoir recours aux injections
intravésicales.

Examinons d'abord rapidement les résultats qu'a donnés
jusqu'ici un choix si varié de moyens.

Contre la diathèse urique considérée d'une manière
générale, les résultats ont été importants. Les alcalins, et en
particulier la lithine, ont une action favorable, que l'on con-
teste peu, dans la goutte chronique, ou pour éloigner les
accès aigus; cependant, selon GARROD, rien ne saurait remplacer le colchique dans la goutte aiguë. Quant à obtenir la
disparition des tophus, il est douteux qu'on ait jamais cons-
taté un résultat si favorable.

Pour le traitement de la gravelle et des calculs uriques,
nous ne saurions mieux faire que de reproduire l'opinion

judicieuse de THOMPSON, qui est aussi celle de la plupart des médecins qui ont pu étudier expérimentalement la question :

« Je ne veux pas affirmer, » dit-il, « qu'on n'a jamais dissous de calcul, ni qu'il est impossible de dissoudre un petit calcul d'acide urique, par l'usage des agents alcalins à l'intérieur. Au contraire, j'irai plus loin; car j'espère qu'étant donnés du temps et un soin suffisant, on doit pouvoir y arriver. »

Ailleurs : « Quelle est maintenant, Messieurs, la valeur du traitement en question? J'affirme hautement qu'il en a une, non pas peut-être contre le calcul logé dans la vessie, mais contre la période initiale de cette affection, je veux dire contre le calcul rénal... »

Ailleurs encore : « On n'a aucune chance de dissolution, sauf si la pierre est fort petite, et encore seulement si les circonstances sont favorables; enfin, pour accomplir cette tâche, il faut y consacrer une période de temps très-considérable. Avec une pierre semblable, Messieurs, une ou deux, rarement trois séances, sont nécessaires au moyen de la lithotritie..., et pourtant il faut écouter la voix du malade qui choisit le traitement à lui faire suivre... » (1).

THOMPSON ajoute enfin qu'il n'y a aucun exemple authentique de la dissolution complète d'une pierre dans la vessie.

Le chirurgien anglais a sagement résumé la question. J'espère cependant démontrer que nous pouvons espérer mieux pour l'avenir, en attendant que je sois en mesure de présenter moi-même des résultats probants.

Dégageons-nous d'abord des brouillards qui obscurcissent notre marche. Gardons-nous de tomber dans une erreur de THOMPSON, qui, d'après l'opinion du docteur ROBERTS, de

---

(1) THOMPSON, *Leçons cliniques sur les maladies des voies urinaires*, traduites par MM. Hue et Gignoux.

Manchester, regarde la potasse comme un dissolvant meilleur que la lithine. Les travaux de GARROD démontrent le contraire d'une manière péremptoire. Ma propre expérience ne me laisse pas de doute sur l'excellence de la lithine. Déjà, en 1869, à la suite de recherches sur les dissolvants de l'acide urique, j'avais été amené, sans avoir eu connaissance des travaux d'URE et de GARROD, à employer le bicarbonate de lithine dans la goutte et la gravelle, et j'entrevoyais la possibilité de dissoudre un jour les calculs uriques dans la vessie.

Dans ces dernières années, la lithine et ses sels ont pris un rang important dans la thérapeutique. Il est, en effet, avantageux d'employer la lithine partout où les alcalins trouvent leur emploi.

Il y a un an, j'avais l'honneur de lire à la *Société de Thérapeutique expérimentale de France* un petit travail où je relatais un cas de diabète guéri en dix jours, chez un limonadier, homme gros et sanguin, qui avait pris, par nécessité de métier, disait-il, l'habitude d'honorer ses pratiques en se livrant avec elles à de fréquentes rasades. C'était bien là un de ces diabètes cousins-germains de la goutte et de la gravelle. La quantité de sucre au début du traitement était de 52 grammes par litre, et la quantité d'urine s'élevait à deux litres et demi dans les vingt-quatre heures. Peu à peu, sans autre traitement que l'administration de 2 grammes de carbonate de lithine par jour, sans autre recommandation hygiénique que celle d'un usage modéré de vin et de pain, le sucre diminua, puis disparut complétement des urines. Toutes mes analyses avaient été contrôlées par un pharmacien distingué, M. DUQUESNEL.

Je ne dois pas omettre de mentionner que l'urine contenait aussi un peu d'albumine, que le traitement a fait disparaître très-rapidement.

Je doute que le régime approprié, joint ou non à l'usage d'eau de Vichy, eût pu donner un résultat si rapide et si complet. La guérison du malade s'est-elle maintenue ? Je l'ignore, n'ayant pas revu cet homme depuis un an. Peut-être aura-t-il repris ses anciennes habitudes, aura-t-il discontinué tout traitement, et le sucre aura-t-il reparu dans l'urine ; mais je suis convaincu que, s'il s'est astreint, selon ma recommandation, à une sobriété relative, s'il a fait usage de temps à autre de l'eau de lithine que je lui avais prescrite, le diabète n'aura pas reparu...

Dans le même travail, j'insistais sur l'action puissante du carbonate de lithine, non-seulement dans la dyspepsie goutteuse, mais encore dans certaines affections de l'estomac à formes mal définies, et je n'hésitais pas à proclamer sa supériorité, sous ce rapport, sur les sels de soude ou de potasse...

Cette supériorité, je l'attribuais hypothétiquement à son minime équivalent d'une part, de l'autre à sa présence inaccoutumée dans l'organisme humain. On a expliqué par la même cause le pouvoir diurétique si remarquable des sels de lithine.

Passant ensuite aux cas où la lithine a une action plus manifestement dissolvante, je proclamais plus nettement qu'on ne l'avait fait peut-être que, si elle était utile dans la goutte, précieuse dans la pierre, c'était pour la gravelle urique un remède infaillible, pourvu que son emploi ne fût jamais discontinué trop longtemps, à titre de moyen préventif. Si le nom de spécifique peut être employé en médecine, la lithine est pour la gravelle un spécifique comme le soufre pour la gale, ou le biiodure de mercure pour l'herpès circinné.

Cette opinion que j'avais alors de l'efficacité absolue de la lithine dans la gravelle urique se trouve confirmée par mes nouvelles recherches. A son appui, je pourrais citer bon nombre d'exemples ; le suivant pourra suffire.

Il s'agit d'un malade que mon ami, le docteur Daupley, a bien voulu confier à mes soins. M. X..., demeurant rue

Saint-Victor, 70, âgé de soixante-dix ans, d'un tempérament sanguin, d'une constitution un peu affaiblie, a fait autrefois quelques excès alcooliques; il lui en est resté un peu de tremblement dans les membres et de difficulté dans la marche. Il n'a eu antérieurement d'autre maladie grave qu'une névralgie sciatique à l'âge de vingt ans. Il y a cinq ou six ans, M. X... a été pris de coliques néphrétiques. Ces coliques lui sont d'abord revenues deux ou trois fois par an; mais les accès ont été ensuite plus fréquents. Ils duraient en général de vingt-quatre à quarante-huit heures. Pendant cette période, la miction était difficile, douloureuse; l'urine rouge, rare, déposait du sable rouge. Dans l'intervalle des accès, le malade se plaignait de douleurs sourdes dans les reins; il restait de la gêne et de la fréquence dans la miction; l'urine contenait un dépôt rouge et en même temps un dépôt blanc muqueux. Dans les premiers mois de cette année, il y a eu quatre ou cinq accès plus violents que les précédents, et après lesquels il s'est échappé par le canal de l'urètre six petits calculs variant de la grosseur d'une lentille au volume d'un petit haricot. Appelé près du malade, le 21 mai dernier, je lui prescrivis une solution d'un gramme de carbonate de lithine par jour, à prendre aux repas. Il n'avait été traité antérieurement que par des cataplasmes, du bourgeon de sapin et des lavements. Dès le lendemain, l'urine était devenue claire. Le malade a continué depuis lors à faire usage de la solution de lithine, quelquefois diminuant la dose, d'autres fois suspendant le traitement, puis le reprenant quand quelques parcelles de sable rouge se montraient dans les urines. Depuis un an, les coliques néphrétiques n'ont pas reparu; plus de gravelle. L'état général est très-satisfaisant aujourd'hui. En résumé, guérison très-rapide, qui se maintient par la continuation de l'usage d'une solution lithinée.

II

J'arrive au traitement de la pierre par les dissolvants, dont je n'avais qu'effleuré le sujet dans mon dernier travail. Qu'on puisse par cette méthode attaquer un calcul urique, quel que soit son volume, le dissoudre en partie, la question n'est pas douteuse; mais qu'on puisse le faire disparaître entièrement par la dissolution, voilà le *desideratum* qui n'a pu encore être réalisé, du moins par des faits bien authentiques.

Examinons donc quelles sont les causes qui ont empêché jusqu'ici un traitement si rationnel de donner le grand résultat auquel, *à priori,* on s'imaginerait pouvoir prétendre.

Pour résoudre la question expérimentalement, j'ai pris un petit calcul urique, rouge, sec, dense et très-dur, et je l'ai plongé dans une solution faible de rubidine pure, à froid. Ce calcul a été bientôt attaqué très-manifestement par son dissolvant; le liquide a pris une teinte jaunâtre de plus en plus foncée, et s'est peu à peu rempli de parcelles de mucus détachées de la pierre. Le lendemain, le calcul paraissait diminué d'un bon tiers ; mais, fait à noter, il commençait à se recouvrir d'une couche blanche, et sa dissolution devenait moins rapide ; le troisième jour, la dissolution a paru cesser ; la croûte blanche avait envahi tout le calcul, sauf un petit point où la dissolution, continuant à s'effectuer, avait creusé un trou profond. Bientôt la croûte, devenue plus épaisse, s'est détachée par la simple agitation que j'ai provoquée dans le liquide en remuant le ballon. Le noyau de calcul qui était resté indissous était devenu très-friable. Pour connaître la nature de la croûte blanche, je l'ai chauffée dans le liquide qui la contenait, et elle n'a pas tardé à se dissoudre entièrement. Ce caractère suffit parfaitement pour déceler la présence d'un urate acide, corps presque insoluble à froid, beaucoup plus soluble à chaud...

Les urates acides ont, en effet, une tendance déplorable à se former dans ces conditions. Si l'on abandonne à elle-même une solution un peu concentrée d'urate neutre, dès qu'une parcelle d'urate acide vient à se précipiter, un dépôt assez abondant de la même substance s'y surajoute et se conglomère peu à peu.

Tel est donc un premier et sérieux empêchement à la dissolution totale de la pierre. En voici un second :

Quand, par le traitement des alcalins, l'urine devient alca-line, il peut se faire un dépôt de phosphate de chaux qui incruste le calcul et arrête sa dissolution. Dans les injec-tions vésicales, ce danger est moins à redouter ; mais à quel moyen recourir quand le calcul est naturellement formé de couches alternatives d'urates et de phosphates ?

En troisième lieu, avec les dissolvants ordinaires, les injections vésicales ne sont pas sans danger, si surtout la vessie est déjà enflammée par la présence d'un calcul ; enfin, quand on est aux prises avec un calcul un peu dur et volumineux, la dissolution est bien lente, car on ne peut employer sans danger que des solutions très-étendues.

M'étant bien rendu compte des différents obstacles qui entravent la dissolution des calculs, j'ai pris ces obstacles un à un, et j'ai cherché les moyens d'en triompher.

A cet effet, j'ai voulu avoir d'abord un dissolvant aussi énergique que possible, et j'ai étudié les bases des métaux alcalins, dont on n'avait pas encore jusqu'ici examiné l'ac-tion sur l'acide urique.

Ainsi, je me suis procuré à prix de diamant 1 gr. 75 de bitartrate de césine ; c'est la seule quantité que j'aie pu me procurer dans le commerce, non pas même en France, mais en Allemagne. J'ai calciné ce prétendu bitartrate, qui donnait un reflet légèrement azuré à la flamme, dans une capsule de porcelaine. J'étais aidé dans cette manipulation des conseils d'un chimiste bien connu, M. Antony Guyard, qui a bien voulu d'ailleurs contrôler toutes mes expériences de chimie. Mais, ô déception ! le prétendu bitartrate n'était que de l'acide tartrique avec une trace infinitésimale de césine.

Le résidu, peu visible à l'œil nu, après avoir été dissous dans l'eau, bleuissait à peine le papier de tournesol. Honnête commerçant allemand, vous mériteriez que je cite votre nom !

Je me rejetai alors sur la rubidine ou oxyde de rubidium. Le rubidium est un métal alcalin, voisin du potassium, et découvert par Bunsen et Kirschoff, au moyen de l'analyse spectrale dans le lépidolithe de Saxe. A l'opposé du lithium, le rubidium a un fort équivalent, 85. L'oxyde du rubidium est déliquescent et donne des sels plus solubles que les sels de potassium eux-mêmes ; il colore la flamme en beau rouge.

Je me suis procuré 50 grammes de bitartrate de rubidine qui, calcinés dans une capsule de platine, m'ont donné seulement environ 12 grammes de carbonate en résidu, dont j'ai transformé une partie en rubidine pure. La rubidine ou son carbonate, mis en présencee de l'acide urique, l'ont dissous en très-notable proportion, avec une énergie au moins égale à la lithine, en donnant un urate neutre ; mais pour peu qu'on mette un excès d'acide urique, il se précipite un urate acide plus difficilement soluble dans la rubidine ou la lithine que l'acide urique lui-même. Le même phénomène se passe dans toutes les solutions de bases alcalines.

Si nous voulons comparer la rubidine et la lithine, au point de vue de leur emploi en thérapeutique, voici sur quelles données nous devrons appuyer notre choix :

1º Leurs pouvoirs dissolvants ont une énergie à peu près égale.

2° AVANTAGES DE LA LITHINE :

A. La rubidine coûte actuellement fort cher. Les 50 grammes de bitartrate que je me suis procurés, et qui se sont réduits à 12 grammes de carbonate, m'ont coûté plus de 20 francs. Mais si la rubidine trouve des applications importantes, son prix sans doute diminuera beaucoup, en même temps qu'on pourra s'en procurer en quantité suffisante...

Quand on a commencé à parler des applications de la lithine à la thérapeutique, le prix en était fort élevé, et on s'en procurait difficilement. GARROD, il y a quelques années, regardait comme un très-beau résultat qu'il en ait été vendu en Angleterre cent livres en un an. En France, à cette époque, son emploi était inconnu. Aujourd'hui le prix en est très-abordable, 15 ou 20 centimes, je crois, le gramme ; et le commerce en livre en assez grande quantité pour les besoins. Il en sera de même un jour pour la rubidine, bien que cette substance paraisse moins répandue dans la nature. La césine est elle-même beaucoup plus rare que la rubidine. Actuellement le prix de la rubidine serait cependant abordable pour certains malades riches, comme il s'en rencontre souvent parmi les goutteux et les calculeux, qui paieraient volontiers 2 francs le gramme une substance capable de leur rendre de meilleurs services qu'aucune autre.

B. La lithine, nous l'avons vu, a un très-faible équivalent, 15 ; celui de la rubidine est six fois plus considérable, 93. Toutes choses égales d'ailleurs, il faut donc moins de lithine que de rubidine pour produire le même effet thérapeutique.

3°. AVANTAGES DE LA RUBIDINE :

A. La rubidine et ses sels sont beaucoup plus solubles que la lithine, conséquemment d'un emploi plus facile. Il n'y a pas non plus à redouter qu'il se forme des sels insolubles dans l'intestin ou la vessie, tandis que les sulfates et les phosphates de lithine, étant très-peu solubles, pourraient se précipiter...

B. La rubidine est mieux tolérée par l'organisme que la lithine. Ainsi 2 grammes de carbonate de lithine, voire même 1 gramme, sont quelquefois mal supportés par l'estomac. Des quantités de rubidine beaucoup plus considérables n'occasionnent aucun malaise. J'en ai fait sur moi-même l'expérience. Dans le dictionnaire de ROBIN et LITTRÉ, on trouve que, contrairement à ce qu'auraient pu faire prévoir les analogies si complètes du potassium et du rubidium, ce dernier métal est tout à fait dépourvu de propriétés toxiques, et ses sels peuvent être impunément introduits dans le torrent de la circulation, sans amener aucun des accidents produits par l'ingestion des sels de potassium. Les sels de rubidine sont donc plus inoffensifs que les sels de potasse eux-mêmes; on se rendra compte de l'innocuité des premiers, si l'on considère que les autres, les sels de potasse, ont pu être ingérés sans inconvénient dans l'estomac, aux doses de 8 à 10 grammes de carbonate, de 16 grammes de bicarbonate et de 25 grammes de citrate, dans les vingt-quatre heures.

Dans le choix qu'on fera des sels de rubidine et de lithine, on devra donc avant tout consulter l'estomac et la bourse des malades.

Après m'être assuré de cette conquête nouvelle pour la thérapeutique, je me suis demandé si, dans des alcalins d'un autre ordre, les ammoniaques complexes, on ne trouverait pas un bon dissolvant de l'acide urique. A la vérité, l'ammoniaque forme avec l'acide urique des sels à peu près insolubles; mais je n'ignorais pas que souvent les ammoniaques composés jouissent de propriétés inverses à celles de l'ammoniaque ; ainsi l'éthylamine dissout les précipités qu'elle forme dans les solutions d'or, de ruthénium et d'aluminium, ce que ne fait pas l'ammoniaque. Ainsi le bichlorure d'étain traité par l'ammoniaque donne un précipité à peine soluble dans un excès de ce réactif, tandis que le précipité formé par l'éthylamine y est très-soluble. Ainsi encore la triéthylamine ne précipite pas les sels de platine et de palladium.

N'ayant pu me procurer encore ni éthylamine ni méthylamine, je me suis contenté de rechercher l'action lithontriptique de la triméthylamine. L'échantillon impur qui me fut livré, et qui contenait particulièrement de la monoéthylamine, dissolvait l'acide urique avec énergie ; mais on ne tardait pas à voir se repréciter, je ne sais sous quelle influence, un abondant dépôt, et cela avec beaucoup de rapidité.

Je me propose de poursuivre incessamment mes recherches sur les ammoniaques composés.

J'ai eu également l'idée d'expérimenter sur les alcaloïdes si nombreux qu'offre le règne végétal. J'ai rejeté *à priori* les uns à cause de leur toxicité considérable, les autres à cause de leur insolubilité presque absolue dans l'eau. J'ai choisi seulement pour sujets de mes expériences la morphine, la codéine, la caféine, le quinine, et j'ai reconnu que, de tous ces corps, la codéine seule donne des résultats satisfaisants. La codéine ($C^{36}H^{21}AZO^{6}2HO$), se dissout dans 80 parties d'eau bouillante. Elle est très-soluble dans l'ammoniaque et à peu près insoluble dans la potasse. C'est une base énergique qui bleuit le tournesol et forme des sels bien caractérisés.

La codéine dissout bien l'acide urique, mais avec moins d'énergie que la lithine et la rubidine, en formant un urate neutre de codéine. En raison de son énorme équivalent (317) et du danger de se servir de doses un peu fortes, il n'y a pas avantage à administrer la codéine à l'intérieur ; au contraire, prescrite en injections vésicales, elle serait un bon auxiliaire des autres agents de dissolution, lorsque surtout l'élément douleur doit être combattu. On sait en outre que l'épithelium de la vessie protége cet organe contre l'absorption. Il y a donc peu à craindre le danger d'une intoxication par les injections intravésicales de fortes doses de codéine...

Après avoir épuisé, dans la mesure des moyens dont je pouvais disposer, la série des dissolvants de l'acide urique, j'ai cherché les moyens de surmonter les obstacles d'un autre ordre qui entravent la dissolution des calculs.

Ici le succès a répondu à mes efforts. Il s'agissait d'abord d'obtenir un dissolvant qui ne fût en rien caustique, un corps aussi neutre que possible, qui ne réagît pas sur le papier de tournesol, mais qui en même temps eût un pouvoir lithontriptique égal à celui des meilleurs dissolvants. Le problème offrait des difficultés, car les sels neutres sont à acides forts et ne dissolvent nullement l'acide urique, comme les chlorures, les sulfates, les azotates. Quant aux sels à acides faibles, ils ont une réaction alcaline franche et une saveur caustique.

Pourtant j'observai qu'en saturant les bases par l'acide borique, qui est un acide très-faible, on arrive à obtenir une neutralisation complète. En réalité, le terme neutralisation n'est pas exact, et je m'en sers à défaut d'expression plus juste pour caractériser un fait inattendu, et qui n'a pas été, que je sache, mentionné jusqu'ici. Le composé que j'obtins rougissait légèrement le papier bleu, mais par contre bleuissait, légèrement aussi, le papier rouge.

Un corps vraiment neutre comme l'eau est sans action sur le papier de tournesol.

Voici comment s'obtient le borate en question : à une solution d'acide borique, on ajoute une quantité de base telle que le papier bleu et le papier rouge prennent la même nuance violette. — Pour faire avec une rigoureuse exactitude l'analyse du composé qui se forme dans ces conditions, j'évaporai la solution à une douce chaleur, puis je calcinai dans une capsule de platine, jusqu'à commencement de fusion, le résidu, et le pesai avec une balance de précision.

La quantité d'acide borique employée avait été pesée au préalable. J'obtins ainsi la formule suivante :

$$M\,O\,(B\,O\,O^3)^6.$$

C'était un hexaborate.

Le fait est remarquable. Ces hexaborates constituent-ils une véritable combinaison ? Ai-je affaire à un simple mélange ? Non, ce n'est point un mélange, puisque les proportions sont rigoureusement définies ; ce n'est pas non plus, à mon avis, une combinaison analogue à celle que nous représente un sulfate ou un azotate, car le sel jouit des propriétés de ses deux composants, il bleuit le papier rouge et rougit le papier bleu de tournesol ; en outre il jouit du privilége qui est pour nous le plus intéressant, de dissoudre les calculs uriques aussi bien que les bases elles-mêmes, mieux peut-être, si nous en jugeons par les expériences qui seront relatées plus loin...

Le soi-disant hexaborate n'offre-t-il pas plutôt un phénomène particulier, un phénomène de *juxtaposition* ou de *rassemblement,* si je puis me permettre de lui donner un nom, et ce phénomène, occasion très-prochaine de l'état de dissociation qu'a si bien étudié H. Sainte-Claire-Deville, ne rentre-t-il pas dans les combinaisons qu'un de nos amis, M. Leverdays, appelle depuis longtemps *combinaisons moléculaires?* Les molécules s'y groupent comme se groupent les atomes chimiques dans les combinaisons atomiques proprement dites, sous la même loi des différences électrodynamiques. Ces coordinations de molécules ne sont pas rares en chimie organique, et même en chimie inorganique.

L'exemple le plus vulgaire est celui des hydrates. Elles jouent un grand rôle dans les phénomènes de cristallisation, et il est impossible de ne pas leur faire une large part, quand on a réfléchi un peu sur les faits de cet ordre.

Ils se rencontrent à chaque pas en minéralogie. Ces combinaisons entre molécules établissent la transition entre l'ordre des actions chimiques et celui des actions physiques ; car il n'y a pas, à vrai dire, une physique et une chimie. La nature ne se partage pas en volumes, comme la bibliothèque d'une académie. Il y a généralement une philosophie naturelle, comme on disait du temps de NEWTON, ou plus exactement une mécanique de la matière, dont les faits que nous distinguons sous les rubriques de la chimie et de la physique sont seulement des aspects divers.

Je préparai trois hexaborates, l'un à base de lithine, un second à base de rubidine, un autre à base de potasse.

Un petit fait en passant, qui est un peu en dehors de notre sujet, mais digne d'être noté. La calcination dans le creuset de platine avait légèrement attaqué celui-ci ; le borate de lithine l'avait attaqué d'une manière plus sensible que le sel de potasse, mais avec moins d'intensité que le borate de rubidine qui, se trouvant mélangé avec une quantité plus appréciable d'oxyde de platine, avait pris une teinte gris-foncé. La rubidine attaquerait donc le platine avec plus d'énergie que les autres bases.

Mis en présence d'acide urique, les hexaborates le dissolvent en aussi grande proportion que le dissoudrait la quantité de base contenue dans l'hexaborate, et il se forme un composé singulier, très-soluble dans l'eau, et dont voici la composition :

$$M O \, (ac \, U) \, (B O O^3)^6$$

C'est un monuro-hexaborate alcalin.

On peut considérer, si l'on veut, que 6 équivalents d'acide borique se trouvent combinés avec un urate acide.

L'hexaborate de potasse ne dissout pas avec autant d'énergie l'acide urique que ceux de lithine et de rubidine.

Voici des expériences qui montrent que le pouvoir dissolvant de l'hexaborate de rubidine n'est pas moindre que celui de lithine, en dépit du fort équivalent de la rubidine.

Expériences.

Un gramme d'hexaborate de lithine dissous dans 300 gr. d'eau a reçu un premier lot de 25 centigrammes d'acide urique qui s'est dissous en deux minutes ; un deuxième lot d'acide urique s'est dissous en trois minutes ; un troisième lot de 25 centigrammes surajoutés a été dissous en 25 minutes.

Dans une seconde solution pareille à la première, un lot double des précédents, c'est-à-dire de 50 centigrammes, s'est dissous en 5 minutes.

J'ai pris ensuite 1 gramme d'hexaborate de rubidine dissous dans 300 grammes d'eau distillée. Un premier lot d'acide urique de 25 centigrammes s'est dissous en deux minutes ; un second lot pareil au premier s'est dissous en trois minutes, sauf un léger louche, dû uniquement à ce que la rubidine, dont l'équivalent est très-fort, se trouve proche à ce moment de son point de saturation.

Dans une seconde solution, un lot de 50 centigrammes s'est dissous en cinq minutes.

N.-B. Les solutions abandonnées à elles-mêmes n'ont jamais laissé se déposer d'urate acide.

L'hexaborate de rubidine ne dissout pas autant d'acide urique que l'hexaborate de lithine ; son équivalent s'y oppose. A froid, 1 gramme de sel de lithine dissout environ 75 centig. d'acide urique ; 1 gramme de sel de rubidine n'en dissout que 50 centig. Mais, à poids égaux, les deux hexaborates dissolvent dans le même temps une même quantité d'acide urique ; c'est là le point essentiel. On serait par là porté à croire, eu égard aux équivalents, que l'hexaborate de rubidine dissout, avec un peu plus d'énergie que celui de lithine, l'acide urique ; mais ce serait une considération purement théorique. Il est à noter cependant que l'acide urique paraît saturer le sel de rubidine en cinq ou dix minutes, tandis qu'il lui faut plus de vingt-cinq minutes pour saturer entièrement le sel de lithine.

En fait, et au point de vue pratique, les deux dissolvants jouissent d'une égale puissance ; si donc, toute chose égale d'ailleurs, une raison physiologique peut faire préférer, et tout porte à croire qu'il en est ainsi, la rubidine à la lithine, l'hexaborate de rubidine doit être considéré comme le meilleur médicament lithontriptique qui soit encore connu.

Dans une seconde série d'expériences, j'ai pris trois solutions contenant chacune 200 grammes d'eau distillée. La solution nº 1 contenait 1 gramme d'hexaborate de lithine ; les solutions nºs 2 et 3, 1 gramme d'hexaborate de rubidine chacune. Dans la solution nº 3, je mis un très-petit calcul de 30 centig. Dans chacune des autres solutions, je mis un fragment d'excrément de serpent de 40 centig. On sait que les excréments de serpent sont, en grande partie, constitués par un urate alcalin mal défini.

Le lendemain, à la même heure, le petit calcul, séché et pesé, avait perdu près d'un tiers de son poids. Les deux morceaux d'excréments étaient visiblement attaqués. Après trois jours, le petit calcul était considérablement réduit, mais non encore entièrement dissous ; seulement il ne se recouvrait pas d'une couche épaisse d'urate acide, comme la lithine et la rubidine ou leurs carbonates ont l'inconvénient de le provoquer. Quant aux fragments d'excréments, ils avaient à peu près entièrement disparu, sauf un petit dépôt qui n'était sans doute pas formé d'urate ; mais dans le liquide, aucune tendance à la précipitation d'un urate acide.

L'uro-hexaborate alcalin n'a donc pas, comme l'urate, la propriété de se dissocier peu à peu et de précipiter un urate insoluble, difficile à redissoudre.

Notons aussi que je me suis placé dans des conditions défavorables pour la dissolution. J'ai opéré à froid ; les calculs reposaient au fond d'un liquide stagnant, jamais renouvelé ; on sait que, dans des circonstances semblables, le sucre lui-même ne se dissout pas rapidement dans l'eau. Les conditions sont plus favorables pour dissoudre une pierre dans la vessie. Le liquide a, en effet, une température de 38°; or, on sait que les urates sont beaucoup plus solubles à chaud qu'à froid. En outre, on peut établir dans la vessie un courant continu; on peut même y faire passer un bain tout entier; enfin la solution peut être sans inconvénient beaucoup plus concentrée que celles dont nous avons fait usage.

III

Quelles conséquences pratiques peut-on tirer des recherches précédentes?

A. Les hexaborates de lithine et de rubidine, sels facilement solubles, sans saveur et sans causticité, doivent être préférés aux autres médicaments lithontriptiques, en raison :

1° De leur puissance comme dissolvants de l'acide urique;

2° Du privilége qu'ils ont de ne pas occasionner de dépôts bien apparents d'urates acides;

3° De leur neutralité et de l'innocuité relative de leur administration par la bouche ou en injections.

B. On devra employer soit l'hexaborate de lithine, soit celui de rubidine, suivant des indications spéciales dont le médecin sera juge.

L'hexaborate de potasse, bien qu'inférieur aux précédents hexaborates, ne doit pas être dédaigné, et peut les remplacer au besoin.

Une solution mixte d'hexaborate de lithine et de potasse serait, je crois, assez avantageuse.

Je me propose d'étudier ultérieurement l'action d'une solution mixte d'hexaborates de lithine et de rubidine.

C. On peut employer sans danger les hexaborates en injections vésicales, à doses fortes et répétées; j'en ai fait l'expérience. Ils peuvent même, en raison de la grande quantité d'acide borique qu'ils contiennent, agir favorable=

ment contre l'inflammation de la vessie provoquée par la présence d'une pierre.

Dans ce dernier cas, il y aurait encore avantage à ajouter à la solution un peu de codéine, qui est elle-même un bon dissolvant de l'acide urique, si l'on se propose de combattre l'élément douleur.

D. Dans quels cas faudra-t-il avoir recours aux injections vésicales ? Bien que l'expérience n'ait pas encore prononcé sur cette question, je suis d'avis qu'on ne devra pas hésiter à attaquer, au moyen d'injections boratées, les petites pierres pour les dissoudre, si le malade n'exige pas la lithotritie, et les grosses pierres pour tenter au moins leur réduction, si, une opération chirurgicale n'étant pas urgente, le malade préfère prendre son mal en patience.

L'hexaborate pris à l'intérieur sera un adjuvant puissant. En effet, s'il se retrouve sans modification dans l'urine, si, en un mot, il reste hexaborate, — je ne suis pas encore en mesure d'affirmer ce fait, — on n'aura pas à craindre que l'urine devienne alcaline, ni que le calcul se recouvre d'une couche de phosphate. Si d'ailleurs l'hexaborate se transforme, avant de pénétrer dans la vessie, en un sel plus alcalin, il sera toujours aisé de surveiller la réaction de l'urine.

E. Quel titre peut-on donner à la solution d'hexaborate qu'on veut injecter pour dissoudre un calcul ?

Une solution au centième est sans danger et peut être employée avec avantage. Dans certains cas, je ne craindrais pas d'employer une solution notablement plus concentrée. Il vaut mieux pourtant se servir en général de solutions peu concentrées, mais fréquemment renouvelées...

Je fais ajouter d'ordinaire un petit excès de base à l'hexaborate, afin d'être plutôt en-deçà qu'au-delà de la saturation de l'oxyde par l'acide borique.

Une dernière question nous reste à résoudre dans ce premier travail. Comment reconnaîtra-t-on qu'un calcul est formé d'acide urique ou d'urate, et non de phosphate ? Comment s'assurer surtout qu'il n'est pas constitué de couches alternatives d'urate et de phosphate ?

A mon avis, aucun des moyens classiques indiqués jusqu'ici ne peut donner une certitude à cet égard. Je propose le moyen suivant d'investigation, qui non-seulement nous indiquera nettement si la pierre est urique, mais pourra servir encore parfois à déceler la présence d'une pierre urique qui aura pu échapper à la sonde exploratrice.

On fera dans la vessie, préalablement vidée de l'urine qu'elle contient, une injection de 100 grammes de solution exhaboratée. Après une heure, le malade évacuera le liquide accru d'une petite quantité d'urine, dont on peut ne pas tenir compte, et l'on versera dans ce liquide recueilli avec soin de l'acide chlorhydrique. Si le calcul est urique, l'exhaborate en aura dissous une quantité suffisante pour qu'il y ait alors un notable précipité.

Dans le cours du traitement par les dissolvants, on devra plusieurs fois avoir recours à ce moyen pour s'assurer qu'on n'a pas affaire à un calcul mixte. Si, après plusieurs essais, le liquide retiré de la vessie ne donne plus de précipité par l'acide chlorhydrique, alors que la sonde constatera encore la présence du calcul, on sera fondé à croire qu'une couche de phosphate de chaux incruste la pierre, et l'on devra renoncer à la dissolution, à moins qu'on ne cherche à dissoudre cette susdite couche de phosphate par les acides appropriés.

Dans un prochain travail, j'exposerai comment on peut hâter la dissolution au moyen d'un courant électrique. J'espère aussi rapporter un certain nombre d'observations probantes à l'appui de mes théories, et terminer bientôt cette étude des nouveaux dissolvants de l'acide urique.

Paris. — IMPRIMERIE DE LA PUBLICITÉ, rue d'Enghien, 18 (Labadie fils aîné).

Paris. — IMPRIMERIE DE LA PUBLICITÉ (Labadie fils aîné),
18, RUE D'ENGHIEN, 18.